ÉTUDE

SUR

LE CHOLÉRA

D'APRÈS UN RAPPORT

PRÉSENTÉ A M. LE MINISTRE DE L'INTÉRIEUR

SUR L'ÉPIDÉMIE DE 1884

DANS L'ARRONDISSEMENT DE BRIGNOLES (VAR)

PAR

Le Dr Paul GIBIER

Ancien interne des Hôpitaux de Paris,
Aide-naturaliste près la chaire de Pathologie comparée
au Muséum d'Histoire Naturelle.

PARIS

ASSELIN ET HOUZEAU,

LIBRAIRES DE LA FACULTÉ DE MÉDECINE

Place de l'École-de-médecine.

—

1884

ETUDE

SUR

LE CHOLÉRA

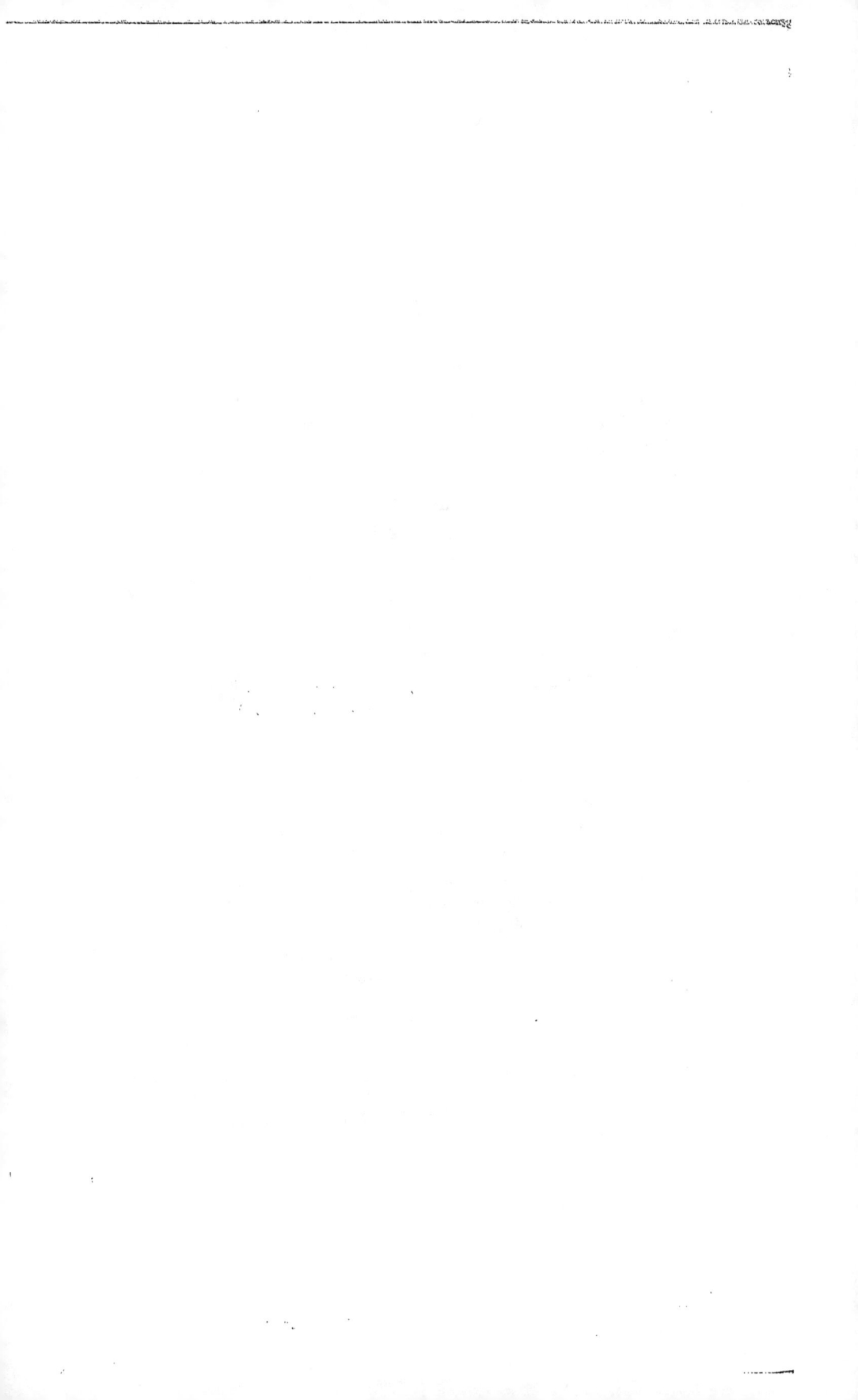

DU MÊME AUTEUR

Note sur un cas de persistance du trou de Botal (orifice interauriculaire) chez un homme de 70 ans, ne s'étant manifesté pendant la vie par aucun signe fonctionnel. *Bullet. de la Soc. anat. et Union méd.*, 1880.

Note sur un cas de tuberculose testiculaire. *Soc. anat.*, 1880.

Note sur un cas de kyste ovarique ayant présenté pendant la vie les symptômes physiques de l'ascite par adhérence à la paroi antérieure de l'abdomen. *Soc. anat.*, 1881.

Du siège insolite des ulcères syphilitiques primitifs. *Un. méd.*, 1881.

Des accidents secondaires tardifs de la syphilis. *Bull. soc. cliniq.*, 1881.

Des blessures du poumon par fracture de la clavicule. Observation du troisième cas connu dans la science. *Bull. soc. cliniq.*, 1881.

De l'excision des chancres syphilitiques au début. Communication à la Société clinique de deux cas propres à l'auteur. *Un. méd.*, 1881.

Des causes et du traitement de la fièvre typhoïde. *Feuilleton scientifique de la « République française »*, 1881.

Mémoire sur les accidents nerveux produits par la foudre, et en particulier sur un cas remarquable de monoplégie brachiale intermittente se reproduisant seulement au moment d'un orage. *Soc. de biologie et Revue médicale*, 1881.

De la nature parasitaire des taches ardoisées dans la fièvre typhoïde. *Soc. de biologie*, 1881.

Note sur un cas de tumeur cérébrale chez le cheval; en collaboration avec M. le Dr Paul BOULEY. *Soc. anat.*, 1881.

Trois présentations à la *Société anatomique* de pièces pathologiques démontrant que les lésions du cœur droit sont plus fréquentes qu'on l'admet généralement. 1881.

La bactérie du pemphigus. Recherches sur l'étiologie de la fièvre pemphigoïde (pemphigus aigu, fièvre bulleuse), démontrant que cette affection est produite par un organisme microscopique. *Soc. de biologie, Annales de dermatologie et Recueil de méd. vétérinaire*, 1881.

Études expérimentales sur la genèse et la nature du typhus abdominal (fièvre typhoïde). Traduit de l'italien d'après un travail du professeur TIZZONI, de Catane (Sicile). *Journ. des Connaiss. méd.* de Cornil, 1881.

Note sur un cas de kyste dermoïde de la face palmaire d'un doigt. *Soc. anat.*, 1881.

Note pour servir à l'étude de la rage. *Un. méd. et Recueil de méd. vétérin.*, 1881.

De l'entéroclysme. Recherches expérimentales démontrant qu'il est dangereux de chercher à franchir la valvule iléo-cæcale au moyen d'injections forcées. *Un. méd.*, 1881.

De la possibilité de faire contracter le charbon aux animaux à sang froid en élevant leur température Preuves expérimentales. Présentation de préparations histologiques démonstratives. *Acad. des sc. et Soc. de biologie*, 1882.

De l'action des basses températures sur la vitalité des trichines contenues dans les viandes; en collaboration avec M. H. BOULEY, de l'Institut. *Acad. des sc., et Soc. de Biologie*, 1882.

Les découvertes récentes sur les êtres microscopiques et leur application à l'agriculture. Conférence faite à Châteauroux (*Ligue française de l'enseignement*), le 14 avril 1883.

Note sur un appareil destiné à produire de basses températures pouvant être réglées à volonté. *Acad. des sc. et Soc. de biol.*, 1883.

Recherches sur la rage, spécialement sur : 1° le mode d'inoculation de la rage ; 2° l'hérédité maternelle de cette maladie ; 3° la valeur des corps étrangers de l'estomac ; 4° l'atténuation du virus rabique ; 5° le microbe de la rage. *Acad. des sc.*, 1883.

Recherches sur la rage. Expériences sur son traitement par l'ail et la pilocarpine. *Acad. des sc.*, 1883.

Sur un cas de kyste hydatique occupant tout le poumon gauche; en collaboration avec M. le professeur CORNIL. *Soc. anat. et Journ. des Connaissances Médic.*, 1883.

Recherches expérimentales sur la rage. Sous l'action du froid, le virus rabique peut se conserver pendant plus d'un mois. *Soc. de biologie*, 23 février 1884.

Recherches expérimentales sur la rage des oiseaux. 1° Les oiseaux contractent la rage ; 2° ils guérissent spontanément. *Acad. des sc., Soc. de biologie*, 1884.

Recherches expérimentales sur la rage. Communication à la *Société de biologie*, 19 juin 1884.

Recherches expérimentales sur la rage et sur son traitement, in-8, de 88 pages, avec une planche lithographique, chez Asselin et Houzeau.

Nombreux articles critiques et traductions de travaux italiens et allemands. In *Union médicale, Journal des Connaissances médicales* de Cornil, *Recueil de médecine vétérinaire. Annales de dermatologie et de syphiligraphie*, depuis 1880.

ÉTUDE

SUR

LE CHOLÉRA

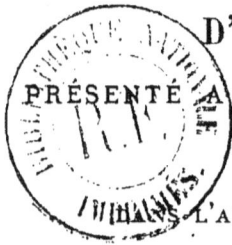

D'APRÈS UN RAPPORT

PRÉSENTÉ A M. LE MINISTRE DE L'INTÉRIEUR

SUR L'ÉPIDÉMIE DE 1884

DANS L'ARRONDISSEMENT DE BRIGNOLES (VAR)

PAR

Le Dr Paul GIBIER

Ancien interne des Hôpitaux de Paris,
Aide-naturaliste près la chaire de Pathologie comparée
au Muséum d'Histoire Naturelle.

PARIS

ASSELIN et HOUZEAU,

LIBRAIRES DE LA FACULTÉ DE MÉDECINE

Place de l'École-de-médecine.

—

1884

AVANT-PROPOS

———

Nous avons cru bien faire en conservant au travail qu'on va lire sa forme primitive. Le sujet dont il traite a été l'objet d'un Rapport à M. le Ministre de l'Intérieur. La connaissance de ce rapport aidera à comprendre l'exposé qu'il précède.

Sans avoir la prétention d'avoir fait une monographie complète du choléra, nous pensons qu'on pourra lire avec quelque profit les remarques contenues dans ce mémoire, au sujet de l'étiologie, des symptômes, du traitement et de la prophylaxie du choléra.

> « Lorsque vous traitez un sujet, il n'est pas néces-
> « saire de l'épuiser, il suffit de faire penser. » (Mon-
> tesquieu. *Esprit des Lois*.)

———

LE CHOLÉRA

DANS L'ARRONDISSEMENT DE BRIGNOLES (Var)

RAPPORT

PRÉSENTÉ A M. LE MINISTRE DE L'INTÉRIEUR

MONSIEUR LE MINISTRE,

Lorsque l'épidémie de choléra s'étendit de Toulon et de Marseille aux contrées voisines, un certain nombre de communes atteintes par le fléau s'adressèrent à votre Ministère pour obtenir les secours médicaux qui leur faisaient défaut.

Le 9 août dernier, vous m'avez fait l'honneur de me confier une mission médicale en m'accréditant auprès de Messieurs les Préfets des départements du Midi, les invitant à faciliter la mission que je m'étais offert de remplir dans les localités dépourvues de médecins.

Par suite de la disparition à peu près complète de l'épidémie, cette mission vient de prendre fin, et je viens aujourd'hui, Monsieur le Ministre, vous exposer dans le présent mémoire les faits que j'ai pu étudier, les observations que j'ai recueillies concernant l'épidémie dans ses origines pour chaque localité où il m'a été donné de la constater, dans ses causes de propagation, son intensité, les moyens prophylactiques employés et aussi le traitement dirigé contre cette terrible affection qui s'appelle choléra.

Je dois tout d'abord esquisser rapidement l'historique de la mission dont j'ai eu l'honneur d'être investi, afin de tracer, pour ainsi dire, l'itinéraire des observations qui vont suivre.

Comme mon rôle était de pourvoir de secours médicaux les localités contaminées qui en manqueraient, et que plusieurs communes plus ou moins éloignées pouvaient se trouver en même temps dans ce cas, vous m'avez donné, Monsieur le Ministre, toute latitude de demander tel nombre d'auxiliaires que je jugerais nécessaire, suivant les circonstances, une fois sur le terrain du fléau.

Je désignai pour m'accompagner M. le Dr Bérillon, élève distingué du laboratoire de pathologie comparée du Muséum d'histoire naturelle, laboratoire dirigé par mon illustre maître, M. le professeur Boulcy, président de l'Académie des sciences.

Nous partîmes ensemble de Paris pour nous rendre tout d'abord à Draguignan et nous mettre à la disposition de M. le Préfet du Var.

Ce département était à ce moment le plus grièvement atteint. En même temps, j'écrivais à Messieurs les Préfets des départements envahis par l'épidémie pour leur faire connaître le but de la mission dont ils pouvaient réclamer les services.

De Draguignan, nous allâmes nous fixer à Brignoles, qui était au centre des différents foyers épidémiques disséminés à ce moment-là dans l'arrondissement. Six décès venaient d'avoir lieu en quelques heures à Montfort-sur-l'Argens. A partir du 13 août jusqu'au 23, alternativement en compagnie de M. Garipuy, sous-préfet de Brignoles, et des Drs Patritti et Gradelet, qui tous ont fait preuve du plus grand zèle, nous avons visité des malades à Brignoles, au Val, à Montfort-sur-l'Argens, à Correns et à Vins.

Le 21 août, l'épidémie éclata à Tourvès ; un décès se produisit dans la nuit et nous nous y rendîmes, M. le Sous-Préfet et moi, le 22 au matin.

Le 20 août, M. le Dr Bérillon, qui avait montré un grand empressement auprès des différents malades que nous avions soignés, fut pris dans la nuit de diarrhée abondante. Malgré une forte dose d'opium, les selles revêtirent le caractère cholérique.

Ces accidents continuèrent jusque dans l'après-midi, où apparurent des vomissements répétés suivis d'un refroidissement général, puis de sueurs profuses. Bref, M. Bérillon eut une véritable attaque de choléra qui n'a pas laissé que de m'inquiéter vivement en raison du tempérament peu robuste de mon courageux confrère.

Nous avons trouvé dans nos deux confrères de Brignoles, MM. les Drs Gradelet et Patritti, un dévouement inappréciable qui nous a été d'un grand secours dans les soins que nous avons donnés à notre excellent ami Bérillon.

La période de réaction se passa bien, mais comme au bout de quelques jours une grande faiblesse persistait encore, nous avons déterminé M. Bérillon à se soustraire à l'influence épidémique, et, le 27 août, il alla terminer sa convalescence dans sa famille.

Le 26 août au soir, le choléra fit son apparition à Flassans, petite commune de 1,400 habitants, traversée par un cours d'eau peu important, l'Issole, affluent de l'Argens.

Le lendemain 27, M. le Sous-Préfet de Brignoles m'avisa de ce qui se passait à Flassans et je m'y transportai aussitôt. A mon arrivée, quatre personnes avaient déjà succombé et huit cas graves venaient de se produire. Il n'y a ni médecin ni pharmacien dans la localité ; un des praticiens de Besse, chef-lieu de canton voisin, M. le Dr Décugis, ancien chirurgien de la marine de l'État, était venu à la première heure. Je visitai les malades dès mon arrivée, suivi d'un homme portant des médicaments dans un panier, et accompagné de M. Bonnaud, maire de Flassans, citoyen dévoué dont la conduite dans ces pénibles circonstances est au-dessus de tout éloge.

Comme il existe une source abondante et de bonne qualité à proximité du village, je fis fermer tous les puits pour des raisons dont on aura plus loin l'explication.

Deux décès nouveaux se produisirent sous mes yeux ; plusieurs cas graves récents nous furent signalés dans la nuit. Il y eut douze décès dans les quarante-huit premières heures qui suivirent le début de l'épidémie. Dans les jours suivants, il se produisit encore huit décès cholériques ; le dernier eut lieu le 12 septembre, à 4 heures du matin. J'eus à traiter en outre six cas plus ou moins graves qui se terminèrent par la guérison, plus une assez grande quantité de cas bénins qui furent pris au début et guérirent rapidement.

Pendant toute la durée de l'épidémie, je fis trois visites par jour aux malades, à qui je distribuais des médicaments.

L'épidémie de Flassans venait à peine de s'éteindre que M. le Préfet du Var, qui assistait aux séances du Conseil général, me fit savoir que quatre décès cholériques venaient de se produire à Camps, près Brignoles. Je m'y rendis aussitôt, le 18 septembre, accompagné de M. Christian, conseiller de préfecture. Plusieurs cas graves qui avaient été traités par M. le Dr Patritti, de Brignoles, étaient en voie de guérison ; deux nouveaux cas, dont l'un très grave, se déclarèrent dans la nuit de mon arrivée. Trois autres décès se produisirent encore, ainsi que quelques cas bénins pour lesquels on me fit appeler la nuit suivante ; puis, l'épidémie se calmant, je quittai définitivement le Var après avoir pris congé de M. le Préfet du département.

Outre les localités qui viennent d'être citées, j'ai visité, pour me rendre compte de leur situation hygiénique, les Arcs, les Mayons et le Luc, dans l'arrondissement de Draguignan ; Carnoules, Saint-Maximin, Vins et Besse, dans l'arrondissement de Brignoles. Pendant les quelques jours de répit que m'a laissés l'épidémie, j'ai voulu me rendre compte de la façon dont la désinfection des voyageurs était pratiquée dans les gares où cette mesure était encore en usage, malgré la désapprobation dont elle a été frappée dès le début. Les remarques faites au sujet de ces différents points sont consignées dans la suite de ce Mémoire.

Dans le but de démontrer aux populations l'utilité des mesures prises par les municipalités, qui souvent rencontraient des résistances inintelligentes, j'ai fait des conférences publiques à Flassans, à Besse et à Camps, et je n'ai eu qu'à me louer de cette détermination.

EXPOSÉ DES FAITS

Il me reste à présenter maintenant les différentes observations que j'ai eu l'occasion de faire sur cette épidémie aux divers points de vue suivants :

    I. Étiologie.
    II. Symptômes.
    III. Traitement.
    IV. Prophylaxie.

I.

ÉTIOLOGIE.

Origines de l'épidémie.

Bien que les épidémiologistes soient à peu près unanimes à proclamer la contagiosité du choléra asiatique et se montrent

partisans de l'importation, l'opinion contraire vient de se produire avec un grand éclat devant l'Académie de médecine.

Dans les villes de l'importance de Toulon et de Marseille, où
chaque jour arrive, par les voies de terre et de mer, une
grande foule de voyageurs provenant des cinq parties du
monde, il peut être difficile parfois de saisir le point de débar-
quement d'une maladie contagieuse importée et son heure.
L'obscurité qui plane souvent sur ce point délicat explique
amplement les avis contradictoires qui ont été émis. Quoi
qu'il en soit, constatons tout d'abord que partout on a pris des
mesures prophylactiques comme si tout le monde se trouvait
d'accord sur la question de l'importation et de la contagion ;
et l'on ne saurait le regretter : une mesure superflue étant
préférable, dans l'espèce, à l'abstention insouciante ou volon-
taire dont on déplore ensuite amèrement les conséquences.

Dans les petites localités isolées et sans grand mouvement
commercial, il est plus facile de saisir la piste de la contagion
et l'évidence des faits y dénonce souvent l'importateur.

Tout d'abord, on peut faire cette remarque, qui se présente
en quelque sorte d'elle-même à l'esprit, c'est que les petites
localités comme celles où nous avons pu étudier la marche de
l'épidémie, placées à des altitudes différentes de celles de
Toulon et de Marseille, soumises à d'autres variations clima-
tériques, se trouvent par rapport à elles-mêmes et à tous les
points de vue dans des conditions identiques à celles des années précédentes. Cependant le choléra y était inconnu depuis
bon nombre d'années, et il ne visita ces mêmes localités qu'a-
près avoir fait son apparition sur le littoral et non pas en
même temps.

Doit-on, pour expliquer la gravité des accidents, invoquer
l'existence d'une constitution médicale antérieure ? Comme
nous le verrons dans un instant, sur la plupart des points tou-

chés, l'épidémie a débuté brusquement. Mais, de même que le
choléra peut se montrer bénin chez un grand nombre d'individus au cours d'une épidémie grave, de même aussi des cas
légers peuvent être observés plus ou moins longtemps avant
l'apparition des cas mortels. Il ne s'ensuit pas de là qu'il doive
en être toujours ainsi. Cet état particulier, que M. Jules Guérin
a nommé constitution diarrhéique prémonitoire, n'est à notre sens, quand il existe, que la première manifestation de
la contagion dont la date réelle d'importation a été méconnue.
Cette contagion se traduit alors au début par ces formes
ébauchées sur lesquelles M. Jules Guérin a le mérite d'avoir
appelé l'attention.

Notons aussi que des accidents, passant inaperçus en temps
ordinaire, prennent une importance exceptionnelle quand
vient l'épidémie et sont beaucoup plus remarqués .

Nous nous abstiendrons de prendre des exemples en dehors
du cercle où nous avons observé. Ceux-ci, du reste, pourront
servir à éclairer le sujet : c'est du moins notre espoir. Nous
les avons recueillis auprès du corps médical et des municipalités ; quand nous avons pu le faire, nous avons consulté les
registres de l'état civil, et M. le sous-préfet de Brignoles nous
a aidé dans cette tâche en centralisant les documents.

Comment l'épidémie a-t-elle débuté à Brignoles ? Dans cette
petite ville, où les rapports avec Toulon sont assez suivis en
temps ordinaire, l'épidémie paraît s'y être installée en deux
fois. La première fois, elle fut importée par un homme employé au service de la désinfection de Toulon, d'où il arrivait
le 6 juillet. Dans la même nuit, cet individu fut pris de symptômes cholériques fort graves ; néanmoins, il put guérir et
se rétablit lentement. M. le Dr Patritti, qui le vit, eut à soigner
dans les maisons du voisinage, et dès le lendemain, de fortes
cholérines. Jusque-là, on ne signale pas de dysenteries ou de

cholérines plus graves que les années précédentes. Suivant le même médecin qui m'a communiqué ces renseignements, il n'y eut pas d'autre cas grave jusqu'au 19. Le 18 juillet, l'épidémie fit sa réapparition dans les circonstances suivantes qui m'ont été indiquées par M. Laugier, préfet du Var. Un employé du chemin de fer, le nommé B..., qui s'était rendu à Marseille quelques jours avant, fut envoyé des Arcs à Brignoles faire un intérim. Le lendemain de son arrivée, 18 juillet, il fut atteint du choléra et mourut le 19 au matin.

La logeuse chez qui il a été soigné, Mme G..., prise des premières atteintes du mal dès le lendemain de la mort de B..., meurt elle-même le surlendemain. Une femme qui venait à la maison faire le service est prise en même temps et meurt. A partir de ce moment jusqu'à ces derniers jours, les cas de choléra furent nombreux dans Brignoles et il y eut près de *quarante décès causés par cette maladie* (1).

Au VAL, village situé à huit kilomètres de Brignoles, le choléra débute le 24 juillet chez deux femmes nouvellement arrivées de Marseille, d'où elles fuyaient l'épidémie. Ces deux femmes, la mère et la fille, âgées, l'une de 68, l'autre de 32 ans, meurent à quelques heures d'intervalle dans une maison située à une courte distance du Val, sur le bord d'un ruisseau (2) qui traverse le village, et dans lequel, suivant une coutume séculaire, on jette les déjections et les eaux ménagères. Aussitôt après la mort de ces deux femmes, le propriétaire de la maison de campagne chez qui elles s'étaient réfugiées, tombe

(1) Le chiffre exact est 36, et ce nombre de décès est relativement restreint; il est permis de supposer, en raison du mauvais état hygiénique des vieux quartiers de cette ville, que l'épidémie y aurait été plus meurtrière si l'eau n'était fournie par une source abondante qui ne peut servir de véhicule aux germes morbides.

(2) La Ribeirotte.

malade à son tour, ainsi que sa mère. Ils purent toutefois échapper à la mort. Quelques jours après, le 6 août, la maladie sévit dans le village, et, jusqu'à la fin du mois d'août, on compte 17 cas graves, sur lesquels 12 se sont terminés par la mort. D'autres cas mortels se sont encore produits depuis. Le 28 septembre, il y avait un total de 18 décès. *(Renseignements fournis par M. le maire du Val.)*

CORRENS, petite ville que l'on rencontre à 20 kilomètres de Brignoles, non loin de Monfort-sur-l'Argens, était restée indemne malgré le voisinage de cette dernière localité, dont elle est séparée par une distance de 4 kilomètres environ, et où l'épidémie sévissait depuis plus de vingt jours.

Le choléra y débute le 22 août sur une femme de 70 ans arrivée la veille de Brignoles, où elle avait passé deux jours dans une maison donnant sur une rue étroite, en face d'un local habité par la famille Br..., dans laquelle venaient de se produire trois cas de choléra, dont un mortel, que nous avons observé. Cette femme meurt ; la garde-malade qui la soignait et qui n'avait pas quitté le village, meurt la nuit suivante, enlevée par la forme foudroyante du choléra : on la trouva morte le lendemain dans ses déjections. Des mesures aussi énergiques qu'intelligentes furent prises par la municipalité et l'épidémie fut étouffée dans l'œuf (1). Ajoutons que l'eau potable provient d'une source qui se distribue à différents points du village. *(Renseignements dus à l'obligeance du Dr Patritti et de M. le maire de Correns.)*

(1) Les mesures prescrites par l'arrêté préfectoral consistaient à détruire les hardes et à brûler du soufre dans la maison contaminée que l'on évacuait, et dont les clefs demeuraient entre les mains de l'autorité municipale. Suivant M. le maire de Correns, il y eut *peut-être* des cas de diarrhée, un peu plus fréquents que d'habitude, auxquels on fit plus attention en raison des circonstances.

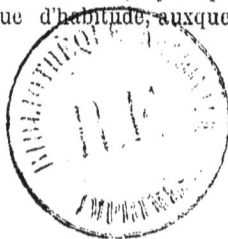

2

A Néoules, petite commune isolée du canton de Roquebrussane, le choléra est importé par un habitant qui venait de passer huit jours à Toulon chez ses enfants; c'était un vieillard de 75 ans, qui fut enlevé en six ou sept heures. Treize jours après, son petit-fils meurt d'une façon encore plus foudroyante. Ces deux décès furent suivis de nombreux cas de cholérine, mais il ne se produisit plus de cas mortels. *(Renseignements fournis par M. le maire et contrôlés par le médecin traitant.)*

A Bras, canton de Saint-Maximin, l'importation est due à une famille réfugiée de Marseille : une enfant de 9 ans appartenant à cette famille fut prise, deux jours après son arrivée, des symptômes du choléra et mourut le 22 juillet. Le deuxième cas fut celui d'un vieillard de 74 ans qui mourut le 1er août. Six autres cas plus ou moins graves, mais qui eurent une terminaison heureuse, se produisirent dans la suite. *(Renseignements fournis par M. le maire et contrôlés par le médecin traitant.)*

A Flassans, il est moins facile de préciser le mode d'importation; quoi qu'il en soit, voici les faits : Le 9 août, une équipe de télégraphistes part de Toulon pour se rendre à Flassans installer le télégraphe dans le village. Un chef d'équipe faisant partie de l'expédition, et de qui je tiens ces détails, est pris en route de diarrhée et de vomissements; il est obligé de rebrousser chemin avant d'arriver à Flassans. Parmi les autres employés, quelques-uns étaient, suivant l'expression de cet homme, atteints de « dérangement de corps »; ils sont demeurés à Flassans jusqu'au 20 août. Pendant ce temps, un marché aux bestiaux se tint dans le village, malgré un arrêté du maire l'interdisant. Un certain nombre de marchands vinrent de différents points du département; le 26 août, l'épidémie débutait sévèrement, principalement autour d'une place et dans le voisinage d'un fossé et d'un champ où les pensionnaires de l'unique auberge de Flassans vont chercher au grand air « les

commodités » qui font absolument défaut dans cette rustique
hôtellerie. En peu de jours, comme nous l'avons dit plus haut,
on vit se produire un grand nombre de cas, dont 20 mortels et presque exclusivement chez des individus puisant leur
eau dans des puits situés dans cette région.

PIGNANS, petite ville de l'arrondissement de Brignoles, sur la
ligne du chemin de fer de Marseille à Nice, voit l'épidémie dé-
buter, au milieu de la meilleure santé générale, chez un nommé
Thenoux qui s'était rendu à Toulon huit jours avant pour vendre
ses immeubles aux enchères. Sa proche voisine, qui l'avait
visité à plusieurs reprises, meurt onze heures après lui. Un
petit vagabond qui accompagne le cadavre au cimetière, assis
sur la charrette où reposait le cercueil, contracte, quatre jours
après, un choléra très grave dont la convalescence fut des
plus laborieuses. Plusieurs cas graves surviennent ensuite
dans le village, ainsi que de nombreux cas légers. L'épidémie
parut s'éteindre à trois reprises différentes, et, à chaque fois
qu'elle reprit, on put saisir nettement la filiation. Jusqu'au
25 août, il y eut 21 cas graves, 12 morts et de nombreux cas bénins. Les observations de chaque malade ont été recueillies avec
le plus grand soin par M. le Dr Davin, maire de Pignans, qui s'est
comporté héroïquement pendant cette épidémie de choléra, aux
atteintes de laquelle il n'a pas complètement échappé lui-même.

Dans certains endroits, la contagion a paru se transmettre
par les cours d'eau comme au Val. De même à VINS, 8 kilomètres de Brignoles, où plusieurs cas de choléra se sont produits à différentes reprises en juillet, août et septembre, à
partir du 17 juillet. Le village est situé sur la rivière de Ca-
ramy qui traverse Brignoles, dont elle est en quelque sorte
l'égout collecteur. En cette saison, l'eau y est rare, mais elle
s'écoule néanmoins d'une façon continue.

Vins n'a que des communications peu suivies avec Brignoles; un chemin vicinal relie les deux localités. Cependant,
le choléra s'y est montré peu de jours après sa première apparition à Brignoles. Ce cas ne rappelle-t-il pas un des modes de
propagation de la fièvre typhoïde ?

Au contraire, à TOURVES, village distant de 12 kilomètres de
Brignoles, avec qui il se trouve en communication par la ligne
du chemin de fer et la route nationale, mais sans connexion
de cours d'eau, le fléau ne fit son apparition que le 19 août,
plus d'un mois et demi après s'être montré à Brignoles.

C'est également par un cours d'eau que le choléra paraît
s'être transporté du Val à MONTFORT-SUR-L'ARGENS. Le premier
décès cholérique eut lieu dans ce dernier village, le 28 juillet.
Le Val était contaminé depuis près de huit jours. Or, le ruisseau qui traverse le Val, où on a lavé des linges souillés et
versé des déjections, se jette à quelque distance de là dans
l'Argens, à un kilomètre de Montfort, où les eaux de cette rivière servent à différents usages. Il y eut à Montfort un total
de douze décès cholériques et de nombreux cas plus ou moins
graves, qui ont été soignés avec le plus grand dévouement par
M. Gauthier, étudiant en médecine de Montpellier, ainsi que
par MM. Patritti et Gradelet, de Brignoles, qui à différentes
reprises nous ont accompagné à Montfort.

L'importation et la contagion ne sont pas toujours si faciles
à saisir, même dans les petites localités ; nous ne pensons
cependant pas qu'il faille, pour cela, proclamer la spontanéité
morbide. Sont-elles toujours si évidentes l'importation et la
contagion pour les autres maladies reconnues contagieuses
sans conteste ? Quand par suite d'une convulsion géologique
sous-marine une île surgit du sein des eaux, et, qu'au bout de
peu de temps, on voit cette île se couvrir d'une végétation

semblable à celle du continent voisin, doit-on conclure que ces plantes ont crû spontanément ?

Est-ce à dire qu'il y ait lieu de nier toutes causes prédisposantes ? Bien au contraire elles sont nombreuses, et si dans quelques endroits comme Correns, ainsi que nous l'avons vu plus haut, et ROQUEBRUSSANE où il y eut un cas importé de Toulon, l'épidémie s'est éteinte sur place à la suite des mesures prises, dans nombre de points, ces mesures ont été impuissantes à empêcher la propagation du fléau.

Il est difficile de se rendre compte de l'insalubrité repoussante de la plupart des villes du Midi, si on ne l'a pas directement constatée. Certaines rues étroites sont sillonnées par des ruisseaux fangeux où, à chaque instant, l'habitant déverse ses déjections de toutes sortes. Les maisons n'ont pas de fosses d'aisances ; celles-ci, dans un grand nombre de maisons semi-bourgeoises, sont remplacées par d'immenses pots de grès « de famille » qu'on vide dans la rue le matin au petit lever.

Dans les villages, la plupart des habitants ont des animaux (porcs, chèvres et mulets), et l'étable, vestibule par lequel il faut souvent passer pour pénétrer chez l'habitant, n'est pas toujours la partie la plus malpropre de l'habitation.

A Vins, quand on fit évacuer les porcheries établies dans les maisons, on constata un chiffre de 210 porcs, et le village, qui s'est dépeuplé depuis les ravages du phylloxéra, ne compte que 320 habitants.

Les malades sont, le plus souvent, couchés au fond d'une alcôve étroite et obscure, ce qui n'est pas une condition bien favorable pour les personnes de l'entourage du patient, pas plus que pour lui-même.

A Flassans, le village est construit sur les deux versants d'une légère dépression de terrain, au fond de laquelle coule la rivière d'Issole, en partie desséchée pendant les chaleurs.

A l'une des extrémités du village, à droite de la rivière, se trouve une porcherie assez importante. Après les pluies, à la suite d'un orage par exemple, le purin, mélangé à l'eau, s'écoule jusqu'à la rivière, et tous les puits placés dans le voisinage du ruisseau d'écoulement sont troublés par les infiltrations de cette matière ; leur eau devient jaunâtre et nauséabonde. Eh bien ! il est un fait à retenir, c'est que le choléra s'est, à quelques exceptions près, localisé dans la moitié du village, située à droite de la rivière, où se trouve cet établissement. Cette cause d'insalubrité, jointe à la disposition des puits, que nous avons signalée déjà à propos de Flassans, ne doit pas être étrangère au cantonnement de l'épidémie et à son intensité.

A Camps, la fontaine-réservoir où la population s'alimente est à ciel ouvert au milieu du village ; elle est en partie comblée par des débris de poterie, des boîtes de conserves vides et autres immondices ; les bêtes de somme viennent s'y abreuver, on y lave même du linge et des légumes ; elle n'est séparée du ruisseau-égout que par l'épaisseur d'un mur ordinaire. Il est vrai qu'au-dessus de cette fontaine il existe une pompe dont le tuyau descend dans un puits, mais ce puits a été creusé pendant une année de sécheresse au milieu du réservoir dont nous venons de tracer le tableau. Du reste, la plupart des habitants préfèrent plonger directement leurs vases dans l'eau de la fontaine : c'est ce que nous avons observé au cœur même de l'épidémie et malgré les conseils donnés. Aussi avons-nous déterminé la municipalité à empêcher l'accès de cette source insalubre.

Ces exemples suffiront à donner une idée des progrès qui restent à accomplir, au point de vue hygiénique, dans nos campagnes du Midi.

Il faut également chercher dans la misère réelle ou physiologique des individus une cause prédisposante dont la prépondérance s'est accentuée dans cette dernière épidémie. De l'aveu de tous les médecins du Midi que nous avons consultés, l'immense majorité des cas graves a été observée chez des personnes âgées ou affaiblies par la misère ou une maladie antérieure. C'est également ce que nous avons constaté. Il ne faudrait pas conclure de là que les personnes bien portantes fussent complètement à l'abri du contage : quand l'épidémie fait une ou plusieurs victimes dans une localité, ces cas mortels sont précédés parfois (c'est ce qu'on a appelé diarrhée prémonitoire), accompagnés et suivis presque toujours de cas plus ou moins bénins, se traduisant souvent par une simple diarrhée de quelques heures, qui s'observent ordinairement chez les personnes saines. Tous les médecins des pays contaminés à qui nous avons demandé ce renseignement nous ont affirmé avoir eu « quelque chose » au début de l'épidémie après avoir visité les premiers malades ; quelques-uns même, comme MM. les docteurs Patritti et Davin, ont été grièvement indisposés. Nous-même avons subi pendant toute une nuit, quelques jours après notre arrivée à Brignoles, l'influence épidémique. Ces accidents furent suivis d'un abattement qui ne dura pas longtemps, mais hors de proportion avec ce que nous avions éprouvé. Nous avons relaté précédemment le cas du Dr Bérillon.

L'épidémie une fois importée, ses effets se font sentir rapidement : pour un cas grave, on observe vingt cas plus ou moins bénins, et nous pensons que presque aussitôt après la formation d'un foyer épidémique, un grand nombre d'individus portent en soi l'élément de la maladie latente qui n'attend souvent que l'occasion pour se rendre maître de la place. Les cas nombreux qui surviennent inopinément, après diverses imprudences, chez des individus jusque-là bien portants, nous semblent venir à l'appui de cette opinion.

Nul doute que l'élément contagieux ne se transmette aussi par l'air, et à ce sujet nous demandons la permission de nous citer encore une fois comme exemple. Peu de jours après notre arrivée à Brignoles, moi d'abord, M. Bérillon ensuite plus grièvement, avons été atteints, comme on l'a vu, par la cholérine tout au moins ; ni l'un ni l'autre n'avions éprouvé jamais pareils accidents, et cependant nous n'avions pris depuis notre départ de Paris que des aliments cuits, du vin cacheté et de l'eau de Saint-Galmier que nous avions apportée avec nous.

Je laisse de côté la question de savoir si le germe de la meladie est absorbé par le poumon ou par l'intestin, quand il est apporté par l'air : il me paraît impossible de la résoudre, étant donné le passage du mucus nasal et des germes qu'il peut retenir dans l'estomac au moment de la déglutition.

On a déjà fait remarquer la différence de gravité des épidémies de choléra qui se sont suivies en France. L'épidémie de 1884 a été, jusqu'à présent du moins, encore moins sévère chez nous que les précédentes, et une particularité saisissante que nous avons déjà signalée, c'est que les individus sains et se nourrissant convenablement ont échappé en général à la contagion léthifère. Cette remarque n'a pas été faite seulement par les hommes de l'art des pays contaminés. J'ai entendu, à plusieurs reprises, des personnes étrangères à la médecine, mais clairvoyantes, me dire : « Si nous n'avions pas eu le phylloxéra, nous n'aurions pas le choléra! » Depuis la destruction de la vigne, le bien-être général a, de fait, disparu pour faire place ici à la gêne, là à la misère noire.

Si je ne craignais de paraître vouloir créer un axiome, je dirais que nous avons moins le choléra parce que nous mangeons plus de viande. On se nourrit généralement mieux qu'autrefois et, malgré une malpropreté encore trop grande, on commence, dans les classes laborieuses, à comprendre l'utilité de l'eau. Les médecins sont bien placés pour constater cela.

Pour se convaincre de ce qui précède, il n'y a qu'à voir comment la même épidémie se comporte suivant les terrains où elle s'est ensemencée : Naples, la ville du monde où il y a le plus de mendiants, présente à elle seule un total de malades et de morts de beaucoup supérieur aux nombres réunis de toutes les autres villes d'Italie, de France et d'Espagne, atteintes par la même épidémie de choléra.

Une question importante peut trouver place ici : le choléra confère-t-il l'immunité ? En d'autres termes, peut-on l'avoir deux fois ? Les auteurs sont d'avis que le choléra ne donne pas l'immunité tutélaire. Cependant, on ne peut méconnaître qu'il existe une sorte d'accoutumance. Ceux qui sont atteints légèrement au début d'une épidémie peuvent impunément rester dans son foyer ; tels sont les malades que nous avons observés et vu guérir ; ils n'ont eu depuis, sans quitter leur maison, ni rechute, ni récidive ; témoins aussi les médecins dont nous avons parlé ; témoin notre propre cas : depuis notre indisposition de la première heure, nous n'avons plus rien éprouvé, malgré le contact continuel des malades, la fatigue, les veilles, les refroidissements nocturnes et le séjour dans une petite auberge où nous traitions deux cas de choléra.

On remarquera que nous laissons de côté la question d'incubation. On sait que sa durée peut être de quelques heures seulement ; mais dans nombre de cas il est impossible de préciser le début de l'infection, soit que la période d'invasion ait été précédée plus ou moins longtemps par la diarrhée, soit que le germe de la maladie ait été transporté dans les effets ou les vêtements, puis absorbé à un moment donné par le porteur même ou par une personne mise en rapport avec lui.

II.

Nous nous garderons bien de faire la symptomatologie du choléra. Ce serait prolonger inutilement ce travail. Nous nous contenterons de dire que nous avons retrouvé chez nos malades la répétition fidèle de ce qui est écrit dans les ouvrages spéciaux au sujet du choléra asiatique.

Mais si j'évite de décrire les attaques de choléra, que j'ai étudiées et traitées, je ne puis me dispenser de dire quelques mots des caractères généraux de l'épidémie, notamment en ce qui concerne les prodromes. Les discussions académiques sur l'importation et la genèse sur place du choléra étaient trop actuelles pour que je ne m'inquiétasse pas, dans les endroits où j'ai séjourné, de l'état sanitaire immédiatement avant l'apparition de l'épidémie, surtout au sujet de ce que je nommerai la constitution diarrhéique pour employer une expression consacrée.

Les renseignements que j'ai recueillis sur ce point sont tous identiques : les cas de diarrhées, de dysenteries et de cholérine ordinaire n'étaient pas plus fréquents que les autres années, ou bien s'ils avaient semblé *peut-être* un peu plus fréquents, c'est que, comme l'écrit M. le Maire de Correns, en raison des circonstances, l'attention était appelée sur cette particularité qui, en temps ordinaire, eût passé inaperçue. Dans certains endroits comme à Tourves, à Flassans, à Camps, etc.; ces accidents catarrhaux paraissent avoir été plus rares que d'habitude, sans doute en raison des précautions inusitées prises aussitôt après l'apparition du choléra à Toulon. Un grand nombre de personnes s'abstenaient de fruits et de légumes crus.

Quant à l'existence de phénomènes diarrhéiques individuels, ils existaient dans presque tous les cas. Sur une centaine de malades, atteints d'une façon plus ou moins grave, que j'ai interrogés, je n'ai vu que deux fois les accidents cholériques proprement dits survenir d'emblée : ces deux cas furent mortels.

J'ai noté trois fois l'avortement du 3° au 5° mois de la grossesse chez des femmes atteintes du choléra, qui paraît s'être trouvé aggravé par cette circonstance ; une seule de ces trois femmes guérit après une longue convalescence. On le voit, le choléra se comporte à l'égard du fœtus comme la plupart des maladies contagieuses et infectieuses.

III.

TRAITEMENT.

De même que nous n'avons pas insisté sur la symptomatologie du choléra, nous ne voulons nous étendre sur le chapitre du traitement de cette maladie. Notre prétention n'est pas d'avoir inventé une thérapeutique nouvelle ; nous nous en sommes tenu le plus souvent au traitement des symptômes, surtout lorsque nous étions appelé auprès d'un malade atteint depuis plusieurs heures, et cela était fréquent : on n'avait souvent recours à nous qu'après avoir épuisé la matière médicale des commères voisines (1).

Du reste les médecins, pas plus que l'Administration, n'étaient à l'abri des calomnies les plus absurdes et les plus odieuses.

Pour vaincre la répugnance ou plutôt la méfiance de certains malades, je suis allé jusqu'à boire une partie des potions que je leur présentais. J'ai considéré que ces malheureux ne

_____

(1) Voici deux formules entre mille : 1° Prenez un oignon, broyez-le dans parties égales de vinaigre et vin blanc ; un demi-verre de chaque. Buvez. 2° Mettez un plein dé à coudre de poivre et une demi-poignée de sel marin dans un demi-verre d'huile. Même usage.

sont pas complètement responsables de leur ignorance et j'ai
cru bien faire en plaçant le sentiment humain au-dessus de la
dignité professionnelle, qui m'imposait presque le devoir de
me retirer devant ces soupçons injurieux. Souhaitons à ceux
qui nous succéderont dans la carrière que nos lois sur l'ins-
truction publique produisent tous les résultats promis et
attendus ; souhaitons-leur de ne pas se trouver, comme nous
l'avons été, aux prises avec les préjugés et les superstitions
de tout genre qu'enfante l'ignorance.

Mais revenons à notre sujet. Je ne crains pas de le dire : je
considère l'opium comme le véritable antidote de l'empoison-
nement cholérique ; mais, pas plus que les autres contre-poi-
sons, sa vertu n'est absolue. Si on a laissé au poison le temps
d'agir, si l'on ne s'est pas armé contre les premiers accidents
qu'il détermine, ou bien s'il a été absorbé à doses massives,
les chances de neutralisation sont plus restreintes. Mais quand,
au début des accidents, nous voulons dire dès l'apparition de
la diarrhée, et nous savons qu'elle manque rarement de pré-
céder les autres symptômes ; quand, au début, disons-nous, on
emploie ce précieux médicament, on a grandes chances de voir
la maladie s'enrayer ou prendre une attitude moins menaçante.

Il nous est arrivé d'observer dans la même famille des personnes qui ont guéri sans difficulté d'une diarrhée spécifique
prise au début, tandis que l'un des parents qui ne commençait
à se traiter qu'au bout de vingt-quatre ou de quarante-huit
heures ou plus, était beaucoup plus gravement malade quand
il ne mourait pas.

A Flassans, la plupart des cas de choléra mortels ont été
précédés de diarrhée pendant un ou deux jours et plus. Je fis
publier que toute personne atteinte de dérangement intestinal
eût à me faire prévenir aussitôt. Aucun de ceux, jeunes ou
vieux, qui obtempérèrent à cette invitation, ne périt ni ne fut

gravement malade, grâce à l'opium ; ceux qui moururent n'en avaient pas tenu compte. Je pris les mêmes précautions à Camps.

Quelques esprits chagrins pourraient me reprocher, peut-être, d'avoir, par cette mesure, semé la panique. A pareil reproche, je répondrai que cela n'est pas possible : elle était à son comble. Il y aurait de belles réflexions à faire à propos du délire collectif de la peur, si nous voulions sortir de notre sujet.

Aux premiers symptômes de diarrhée, j'employais le traitement suivant. Dès la première selle diarrhéique, je faisais prendre deux des pilules :

Sulfate de quinine........	0,02 centigr.
Extrait alcoolique d'aconit.	0,03 —
— thébaïque.........	0,01 —
Acide tannique..........	0,05 —
Sirop de coing........ ⎱ ā͞ā.	Q. s.
Poudre de réglisse... ⎰	
pour une pilule.	

Ces pilules, sur la composition desquelles je ne disserterai pas, m'ont donné d'excellents résultats au point de vue prophylactique.

A la deuxième selle, je donnais deux autres pilules.

A la troisième, deux pilules, plus 20 gouttes de laudanum de Sydenham dans un lavement donné à l'aide d'une petite seringue en verre contenant 10 grammes d'eau. Pour les enfants, je réduisais la dose selon l'âge. Souvent les accidents s'arrêtaient là. Quand la diarrhée était d'emblée très abondante, j'employais le laudanum seul, à la fois en potion et en lavement, et jusqu'à 40 gouttes en tout.

Quand les vomissements survenaient, j'administrais en deux fois un ou deux verres à bordeaux d'absinthe pure de bonne qualité. (Dose plus faible et coupée d'eau pour les enfants.) C'est un traitement (méthode indienne) que j'ai trouvé employé en arrivant par les médecins de la région et dont chacun se louait : il paraît faciliter la réaction. Frictions sèches et à l'essence de térébenthine pour calmer les crampes et ramener la chaleur. Boules d'eau chaude, etc.

Après l'administration de l'absinthe, les vomissements et les douleurs stomacales se calmaient souvent. Dans le cas contraire, j'arrosais l'épigastre et le ventre avec de l'éther. Un sentiment de chaleur interne succédait bientôt à la vive sensation de froid produite par cette opération, analogue à l'application du collodion (1) qui paraît n'agir que par le même procédé, si nous nous en rapportons aux expériences comparatives que nous avons faites sur ce point.

Que se passe-t-il ici et par quel mécanisme agit la réfrigération brusque et de courte durée des téguments de l'abdomen ? Il est présumable que l'excitation produite par le froid sur les extrémités nerveuses de l'intestin se transmet au plexus solaire et que la caléfaction se produit sous l'action réflexe des vaso-moteurs intestinaux. Ce qu'il y a de certain, c'est qu'après l'impression du froid on voit des mouvements péristaltiques très appréciables de l'intestin se produire et le malade accuser bientôt une sensation de chaleur et de bien-être ; les vomissements cèdent d'habitude après une ou deux lotions d'éther lorsque le cas n'est pas trop grave.

On ne doit pas oublier d'éloigner les flambeaux si l'on opère la nuit.

Lorsque la soif était ardente, je faisais boire la tisane suivante froide :

Eau de riz.......	1 litre.
Blancs d'œuf....	N° 3.
Arome.........	Ad libitum.

(1) Traitement du Dr Drouet.

Contre l'intensité de la fièvre de réaction, outre les moyens ordinaires, je me suis bien trouvé des lotions froides, générales et aromatisées.

IV.

PROPHYLAXIE. — HYGIÈNE.

D'autres plus autorisés que nous ont traité cette partie de la question. D'ailleurs, nous avons implicitement dans ce qui précède, en exposant le mal, indiqué le remède. Nous ne formulerons qu'un vœu, c'est de voir les mesures de propreté dirigées provisoirement et par exception contre l'épidémie, adoptées à titre définitif et réglementaire, et perfectionnées : le choléra est loin d'être la plus meurtrière des maladies contagieuses.

Nous avons fait allusion plus haut aux désinfections pratiquées dans les gares ; bien que cette question se rattache à celle des quarantaines, dont nous n'avions pas à nous occuper sur le terrain où nous étions placé, nous en dirons néanmoins ce que nous en pensons, puisque aussi bien nous y avons été soumis. Nous n'éprouvons aucune gêne à déclarer qu'il est impossible qu'elles ne soient pas illusoires. On n'empêche pas le choléra d'entrer dans une ville en pulvérisant sur les vêtements d'un individu quelques gouttes d'une solution qui ne le désinfecterait sans doute pas (en admettant qu'il en eût besoin), même si on le plongeait dedans tout entier. L'importation de l'épidémie se fait plus souvent par l'intestin qu'autrement.

La question, du reste, a été jugée dès le début ; nous avons voulu seulement protester contre une mesure désagréable, vexatoire puisqu'elle est inutile, et nuisible parce qu'elle peut inspirer une confiance imméritée et faire négliger les vrais moyens prophylactiques.

Nous pouvons, en terminant, donner toute notre opinion :

c'est dans les cloaques de toutes dimensions, dans les interstices des pavés du ruisseau, où se jettent les déjections de toute nature, que se trouvent les foyers de pullulation et de dissémination des germes morbides ; c'est aussi dans la maison malsaine. Et la meilleure preuve, c'est qu'une épidémie quelconque suspend subitement ses coups quand la ville, le village, le collège ou la caserne contaminés sont évacués. A Flassans, où nous avons suivi l'épidémie du commencement à la fin, le village fut aux trois quarts abandonné. Il ne se produisit que trois cas chez les habitants réfugiés au dehors, tous les autres se présentèrent chez ceux qui étaient demeurés.

Une mesure importante entre toutes, c'est la désinfection au moyen de l'eau bouillante et des substances chimiques des matières vomies et surtout des selles que l'on enfouit ensuite dans la terre. Tout déversement en plein air devrait être sévèrement réprimé. Lorsque le ruisseau de la rue est souillé, l'eau charrie au loin les germes, l'air les transporte quand ils sont desséchés et les insectes, les mouches, si nombreuses en été, viennent s'en imprégner le corps pour les transporter dans nos maisons et dans nos aliments. C'est un point sur lequel j'ai beaucoup insisté dans les conférences publiques que j'ai faites pendant l'épidémie dans différentes localités infectées ou menacées.

Et, pour résumer notre pensée, nous concluons que le meilleur préservatif du choléra et de toutes les épidémies, c'est la propreté :

La propreté chez l'individu,

La propreté dans la maison,

La propreté dans la ville.

Paris, 2 octobre 1884.

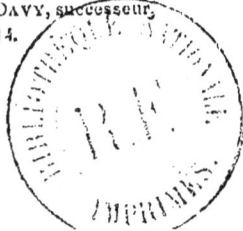

Paris. — A. PARENT, imp. de la Fac. de médec., A. DAVY, successeur, 52, rue Madame et rue M.-le-Prince, 14.

www.ingramcontent.com/pod-product-compliance
Lightning Source LLC
Chambersburg PA
CBHW070722210326
41520CB00016B/4422